AF391297

CONTRIBUTION

A

L'ÉTUDE DES FONCTIONS DE LA COUCHE OPTIQUE

Par le Dʳ BENAKY
Médecin de l'hôpital Saint-Charalambe, à Smyrne.

De récents travaux, se basant sur des faits immédiatement observés et contrôlés par l'autopsie ou simplement déduits de l'observation clinique et de l'expérimentation, ont établi que les mouvements mimiques de la face sont sous la dépendance de la couche optique. C'est à ce titre que nous publions l'observation suivante de tumeur de l'encéphale. Bien que cette tumeur eût envahi plusieurs organes de l'encéphale, certains symptômes, néanmoins, ont présenté un tel caractère qu'il serait impossible de ne pas les attribuer à une lésion de la couche optique.

A... L..., âgée de cinquante-cinq ans, est entrée à l'hôpital, salle Saint-Pantaléon nº 17, le 15 janvier 1903. Archives de l'hôpital, feuille d'admission nº 1733. Antécédents personnels ou héréditaires inconnus. — La malade garde le décubitus dorsal. Torpeur intellectuelle très prononcée, dont elle sort avec peine. Elle donne alors des réponses qui ne paraissent nullement claires. Ptosis de la paupière droite avec parésie de tous les muscles innervés par l'oculo-moteur commun et léger strabisme divergent. Le membre supérieur droit est animé de mouvements spasmodiques beaucoup plus marqués dans la position assise de la malade. Membres inférieurs paralysés. La malade peut avec beaucoup de peine se tenir debout quand on la soutient ; si non elle a de la tendance à tomber en arrière. Réflexes augmentés.

L'examen ophtalmoscopique montre de l'étranglement de la papille avec œdème péripapillaire et plaques atrophiques sur la papille. Congestion veineuse très accentuée. Petites hémorrhagies le long des veines dans la partie avoisinant la papille. La malade ne peut, vu son état intellectuel rien prendre de la main et l'on est obligé de la nourrir à la cuiller. Le réflexe de la déglutition est conservé. Elle ne se salit pas. A son agitation seulement on comprend qu'elle se sent le besoin d'uriner.

Cet état a duré pendant six jours, puis les symptômes se sont aggravés. La torpeur intellectuelle s'accentuait de plus en plus. La malade ne faisait que déchoir et finalement elle entra dans le coma. Elle eut alors de l'incontinence des urines et des matières fécales. Le réflexe de la déglutition était cependant conservé et l'on pouvait lui faire prendre du lait à la cuiller. La mort eut lieu dans le coma le 11 février 1903.

Cette malade a présenté un symptôme très curieux. Elle proférait constamment des menaces, soit quand on lui prenait la main, soit quand on essayait de la faire marcher ou pendant qu'on procédait à l'examen ophtalmoscopique. Bien souvent même quand simplement on lui parlait. Elle répétait alors à chaque moment : *je vous frapperai* ; menace qu'elle réaliserait si l'on ne prenait pas garde de lui tenir les mains. Quand on la laissait libre, en effet, elle levait la main comme pour frapper à la figure. Elle accompagnait alors ce mouvement d'un sourire forcé et presque moqueur, accentué de plus par le ptosis de la paupière et le strabisme externe qui lui donnaient une physionomie toute particulière.

Autopsie. *Glio-sarcome* ayant envahi tout le lobe pariétal droit et arrivant jusqu'aux méninges sur lesquelles il adhère fortement. La tumeur se prolonge dans l'intérieur du lobe frontal au-dessous du ventricule latéral. Cette partie a la forme d'un fuseau qui s'arrête en avant à trois centimètres de l'extrémité antérieure du lobe frontal et en arrière au niveau d'une ligne passant par les tubercules quadrijumeaux postérieurs et a envahi le corps strié, la partie postérieure de la couche optique, toute la capsule interne, le noyau lenticulaire et une partie de la capsule externe.

Les dégâts causés par la tumeur nous rendent bien compte des symptômes présentés par la malade tels que les divers troubles de motilité. Mais il est un symptôme qui attire spécialement notre attention dans l'histoire de cette malade : c'est la menace perpétuelle de celle-ci de frapper, menace qu'elle accompagnait du geste et de la parole pendant que sa physionomie prenait une expression étrange en dessinant ce sourire forcé et presque moqueur, phénomènes qui sont tous du domaine de la mimique. Or, il résulte des travaux de plusieurs observateurs que les mouvements de la mimique sont sous la dépendance de la couche optique.

Romberg[1] cite une observation de Stromeyer, où pour employer ses propres termes, il y avait « conservation des mouvements des muscles innervés par le facial tandis que ceux qui résultent des émotions étaient suspendus ». Mais c'est Nothnagel[2] qui, le premier, a attiré l'attention sur cette question. Cet auteur a observé un cas avec paralysie de la mimique du nerf facial gauche. L'homme en question pouvait faire contracter volontairement les muscles de la face mais il ne pouvait pas rire. Pendant le rire, c'est-à-dire les muscles de la face qui produisent cet acte de la mimique ne se contractaient pas chez lui. L'autopsie avait montré une tumeur de la couche optique droite avec destruction de celle-ci.

Il existe cependant dans la littérature médicale quelques observations, où l'on a noté une tendance irrésistible au rire (abstraction faite des autres états pathologiques de l'encéphale qui peuvent présenter ce symptôme). La première de ces observatiens est due à Oppenheim[3]. Les symptômes présentés dans le cas décrit par cet auteur montraient l'existence d'altérations dans la région de la couche optique. Il y avait en même temps tendance irrésistible au rire.

Westphal[4], qui a observé un cas semblable s'exprime ainsi : « La gaieté et le bavardage du malade font l'impression d'un état pathologique. Cependant le rire continuel et exagéré était le symptôme qui nous a le plus frappé ». Oppenheim et Eisenlohr[5] expliquent ce phénomène comme une conséquence d'irritation de la couche optique,

Bechterew[6] a également publié un cas de rire forcé qu'il avait observé chez une fille de quinze ans. Cet auteur analysant

---

[1] Cité par Nothnagel, in *Traité clinique du diagnostic des maladies de l'encéphale*, traduit par Kéraval, p. 226.

[2] *Handbuch der Speciellen Pathologie und Therapie*, von Hermann Nothnagel. IX. Band. *die Geschwülste des Gehirne*, von Oppenheim. p. 111.

[3] *Ibid.*

[4] *Ibid.*

[5] *Ibid.*

[6] Cité par Yimoucopoulo.

les phénomènes présentés par la malade et prenant en considération le symptôme concomitant du rire forcé conclue que la lésion devait siéger vers la partie postérieure de la couche optique. A côté de ces observations où l'autopsie n'a pu être faite, il y a deux observations où l'autopsie avait démontré des altérations limitées dans la couche optique.

La première de ces observations est due à Gowers[1]. Il s'agit d'une femme de quarante et un ans ayant éprouvé, il y a six mois une attaque apoplectique à la suite de laquelle la jambe et le bras demeurèrent paralysés du côté droit pendant des mois. Au moment de son admission il existe encore une légère paralysie du segment inférieur de la face pour l'expression motrice des émotions, mais non pour les mouvements volontaires. Voici ce que démontrait l'autopsie : la couche optique gauche présente à sa surface en avant du tubercule postérieur (pulvinar) une dépression à direction transversale. La section transverse montre qu'il s'agit d'un foyer gros comme la moitié d'une noix, plein d'un contenu jaune ocreux ; il occupe presque le milieu de la couche optique s'étendant en dedans et en arrière jusqu'au tubercule quadrijumeau antérieur ; en dehors il ne va pas au delà des limites de la couche optique.

La deuxième observation est due à Yimoucopoulo[2], médecin de la Section des aliénés à l'hôpital Saint-Charalambe. Le malade en question, cultivateur, âgé de trente ans, avait présenté les symptômes suivants : Nerf facial droit atteint de parésie en même temps que de mouvements spasmodiques. Langue déviée à droite. Membre supérieur droit paralysé, atrophié et atteint de mouvements spasmodiques, principalement dans l'articulation du carpe. Membre inférieur droit parésié, œdématié. Phénomènes réflexes augmentés. Clonus du pied. Signe de Romberg positif. Intelligence obtuse. Le malade a présenté dans les six ou sept derniers mois de sa vie un rire continuel. La mort survint accidentellement à la suite d'une entérite aiguë. Diagnostic posé : Polio-encéphalite infantile.

Autopsie. Crâne de microcéphale. Méninges œdématiées. Hémisphère cérébral gauche atrophié. La plus grande partie du centre semi-lunaire détruite et occupé par un kyste rempli de liquide et

---

[1] Cité par Nothnagel in *Traité clinique,* etc., p. 201.

[2] Communication faite au 2ᵉ Congrès médical panhellénique (1903). Ce travail a été publié dans la *Revue psychiatrique et neurologique* d'Athènes (novembre 1903). On peut également lire un résumé de ce travail dans la *Grèce médicale,* 1-15 oct. 1903.

communiquant avec le ventricule latéral droit. Dans la couche optique gauche, tumeur de la grosseur d'une aveline située dans l'angle formé par la surface supérieure et interne de la couche optique. Cette tumeur faisait une légère saillie dans le troisième ventricule.

Ces faits semblent en contradiction avec les cas précédemment décrits de Nothnagel et de Gowers qui ont observé la paralysie des muscles mimiques de la face à la suite d'altérations pathologiques de la couche optique. Cette contradiction, cependant ne serait qu'apparente et due simplement à la diversité des symptômes que présentent d'une manière générale les tumeurs encéphaliques. Ceux-ci, en effet, peuvent être ou bien des symptômes d'abolition des fonctions de la partie encéphalique qui en est le siège ou bien des symptômes d'irritation. « La tumeur de la couche optique (dit Yimoucopoulo) décrite par Nothnagel a, par son grand volume occasionné une paralysie des muscles de la face, soit des phénomènes d'abolition. La tumeur par contre que nous avons observée, a, par sa petitesse, occasionné des phénomènes d'irritation, d'où contraction irrésistible des muscles de la mimique de la face. Il n'est cependant pas douteux que si le malade restait encore en vie, la tumeur se développant davantage, aurait occasionné des symptômes de destruction de la couche optique. »

Il en fut de même de notre malade. La tumeur tout en ayant envahi la couche optique n'en avait détruit que la partie postérieure seulement. Les lésions qu'elle avait provoquées dans ce ganglion central n'avaient ainsi produit que des symptômes d'irritation, qui, en une période ultérieure, auraient fait place à des symptômes d'abolition des fonctions de la couche optique par l'envahissement total de celle-ci par la tumeur.

Ces faits prouvent que des processus irritatifs de la couche optique, quelle qu'en soit la nature, peuvent déterminer des contractions des muscles mimiques de la face. A ce titre, cette observation pourrait servir de contribution à l'étude de la physiologie pathologique de la couche optique.

ÉVREUX, IMPRIMERIE DE CHARLES HÉRISSEY